AF319161

ÉTUDE

SUR LA

CÉCITÉ CONGÉNITALE

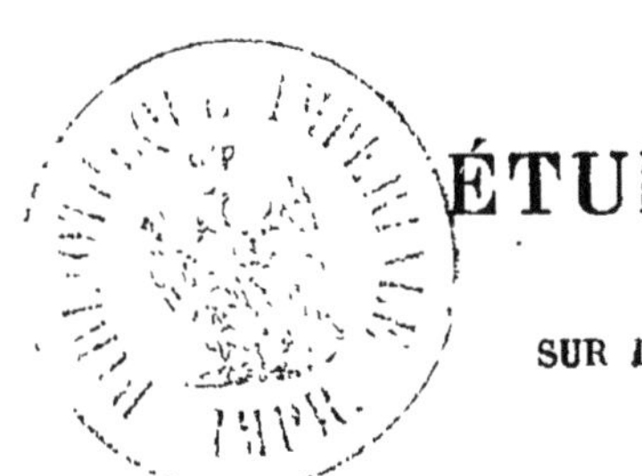

Par G. PELTIER

INTERNE DES HÔPITAUX DE PARIS

PARIS

ADRIEN DELAHAYE, LIBRAIRE-ÉDITEUR

PLACE DE L'ÉCOLE-DE-MÉDECINE

1869

ÉTUDE

SUR LA

CÉCITÉ CONGÉNITALE

Par G. PELTIER

De tout temps, l'étude des maladies oculaires a fait l'occupation des pathologistes les plus distingués ; notre siècle n'est pas resté en arrière, et aux travaux que leur avaient légué leurs prédécesseurs, les modernes ont ajouté le tribut de leurs expériences nouvelles, qui ont pris un nouvel essor depuis la découverte d'Helmholtz, l'un des physiciens et des physiologistes les plus éminents de nos jours. L'ophthalmoscope a permis l'observation directe du corps vitré, de la choroïde, de la rétine ; il nous a donné le moyen d'observer directement les phénomènes morbides qui s'effectuent dans ces organes, et il nous a conduit à une thérapeutique rationnelle. C'est à partir de cette époque qu'on doit noter une impulsion toute nouvelle dans cette branche de la science ; c'est à partir de cette époque encore qu'ont paru les travaux si remarquables à différents titres de MM. Sichel, Desmarres, Fano, Wecker, Follin, Foucher, Liebreich, Galezowski, etc., sans compter les monographies nombreuses sur des points plus ou moins restreints du champ de la pathologie oculaire.

Cependant, dans ces travaux, le plus souvent, on a relégué sur un plan assez éloigné les maladies congénitales de l'organe de la vision ; nous ne connaissons pas d'étude d'ensemble sur ce sujet intéressant ; nous avons plutôt des recherches statistiques, des projets d'organisation pour les établissements d'aveugles, puis quelques monographies parmi lesquelles nous nous empressons de citer la thèse du docteur Rück, sur la *cataracte congénitale*.

Nous nous proposons, dans ce travail, de passer en revue les différentes variétés de *cécité congénitale* ; nous en rechercherons les causes, et nous nous efforcerons d'en indiquer le traitement, lorsqu'il est possible.

Quel ordre suivre dans cette étude? quelle classification adopter? Devions-nous nous appuyer sur l'étiologie? Mais nous aurions rencontré à chaque instant des obstacles insurmontables ; et nous n'avons pas hésité à adopter une description purement anatomique. Nous nous exposons peut-être à quelques redites, car le siége de la lésion n'est pas toujours unique ; mais n'en est-il pas de même de la cause? Et c'est là, selon nous, un inconvénient d'assez peu d'importance, que nous devons négliger pour céder le pas à une classification basée sur l'anatomie pure.

Avant d'entrer dans l'étude particulière de chaque variété de *cécité congénitale*, nous allons jeter un coup d'œil général sur cette affection.

De la cécité congénitale en général.

Dans ce paragraphe, nous nous occuperons surtout de statistique, et nous emprunterons la plupart des chiffres à l'excellent article du docteur Brochin, dans le *Dictionnaire encyclopédique des sciences médicales.*

D'après les derniers relevés dressés par les soins du bureau de statistique du ministère des travaux publics, on comptait, en 1861, pour toute la France, 30,780 aveugles.

Sur ce nombre, on note :

Aveugles de naissance 4,509
Aveugles devenus tels postérieurement
à leur naissance 24,771
Aveugles pour lesquels cette distinction n'a pu être établie 1,050

La prédominance du sexe masculin sur le sexe féminin est dans le rapport de 130 à 100.

En France, sur 7,000 enfants nouveau-nés, on constate, en moyenne, un aveugle-né.

En Prusse, la proportion paraît être 1 sur 9,000
En Belgique   —   —   1 — 8,000
En Suède   —   —   1 — 7,000
En Norwége   —   —   1 — 4,000

« On n'a pas de données précises pour les contrées équatoriales, mais tout tend à démontrer que le nombre des aveugles-nés y est considérable. C'est du moins ce qui ressort des relations des voyages pour l'Espagne, pour le Maroc, pour l'Egypte, la Syrie, la Nubie, etc. »

D'après ces chiffres, nous voyons qu'en moyenne, sur huit aveugles, on trouverait un aveugle-né. Cette statistique diffère notablement de celle donnée par M. le docteur Dumont, médecin en chef de l'hospice des Quinze-Vingts, dans ses *Recherches statistiques sur les causes et les effets de la cécité.*

D'après cet auteur, « la cécité congénitale a « été rencontrée 38 fois sur un total de 1,038 cé- « cités, soit 3,7 p. 100, ou 4,6, si l'on ajoute à « ces 38 cas, 8 aveugles chez lesquels l'amaurose « congénitale n'est devenue complète que plus « tard. »

La cécité congénitale, à proprement parler, est très-rare ; il est d'ailleurs extrêmement diffi- cile de s'assurer de l'époque précise où la cécité a commencé. N'a-t-on pas été jusqu'à dire qu'il n'y avait pas d'aveugles-nés, et que la cécité était toujours consécutive à une maladie survenue après la naissance ?

Ces quelques considérations générales posées, nous allons entrer dans notre sujet, que nous divisons en :

Cécité due à des lésions :

1° Des paupières ;

2° Du globe de l'œil (sclérotique, cornée, hu- meur aqueuse, iris et pupille, humeur vitrée, choroïde, rétine) ;

3° Du nerf optique et du cerveau.

§ I. — CÉCITÉ PAR LÉSION PALPÉBRALE.

Les lésions des paupières peuvent donner lieu à la cécité congénitale, lorsque ces voiles mem- braneux adhèrent entre eux, ou lorsqu'ils adhè- rent avec le globe oculaire. Dans le premier cas, on dit qu'il y a *ankyloblépharon ;* dans le second cas, *symblépharon.*

L'*ankyloblépharon* peut être congénital, accidentel ou artificiel. Cette affection, à l'état congénital, est tellement rare que l'on pourrait peut-être en réunir seulement une dizaine de cas. Quoi qu'il en soit, Ambroise Paré paraît être le premier qui ait nettement indiqué ce vice de conformation. Voilà, en effet, ce qu'il dit dans son XVᵉ livre, chapitre x (édition Malgaigne) : « Telle agglutination se fait quelquefois par nature, c'est-à-dire par le vice de la vertu formatrice dans le ventre de la mère, néanmoins que les yeux sont bien formés. » Comment expliquer l'*ankyloblépharon congénital?* Pour cela, nous sommes obligé d'étudier brièvement le développement des paupières. Or, on sait que, vers la neuvième ou dixième semaine, on commence à apercevoir des traces de paupières chez l'embryon, sous forme de bourrelets étroits qui augmentent graduellement de leur base vers leurs bords libres ; à la douzième semaine, ces replis sont arrivés au point de contact. Ils sont unis l'un à l'autre jusque peu de temps avant la naissance, et à cette époque s'établit la fissure interpalpébrale. L'adhérence est-elle complète? Blandin le prétend, mais cette opinion n'est pas celle qui a généralement prévalu. MM. Denonvilliers et Gosselin considèrent l'union fœtale des paupières comme opérée par une substance gélatineuse qui peut, à la rigueur, mais anormalement, se transformer en membrane organique. Pour Malgaigne, cette adhérence est aussi anormale. A partir de la douzième semaine, dit-il, les bords palpébraux arrivent à un contact exact. Il peut y avoir ici deux vices de conformation ; le premier, dû à un défaut de développement, lorsque les paupières n'arrivent pas à leur étendue accoutumée ; le deuxième, à un excès de la force de conjugaison ; on a alors une adhérence congénitale des paupières (*Anatomie chirurgicale*, t. I, p. 399.)

De là, deux théories : admet-on, avec Blandin, l'adhérence complète des paupières à une certaine époque de la vie intra-utérine, on doit admettre également un travail de régression ou de résorption en vertu duquel s'établit la fissure interpalpébrale. Si ce travail ne s'accomplit pas, la fissure ne peut s'établir, et on a alors une adhérence des paupières par suite d'un véritable *arrêt de développement*. Si, au contraire, on partage l'opinion de MM. Denonvilliers, Gosselin, Ollivier (d'Angers), l'*ankyloblépharon* doit être considéré comme produit par un *développement anormal* des voiles palpébraux.

Toujours est-il que les *symptômes* de cette affection sont *physiques* et *physiologiques*. Les *premiers* se traduisent clairement à l'attention du chirurgien. L'ouverture palpébrale étant comblée, le globe de l'œil est caché ; de là, la physionomie toute particulière du malade. Quant aux *seconds*, ils consistent dans l'impossiblité de la vision. Quelquefois cependant, la membrane mince qui relie les paupières est extensible et permet aux bords ciliaires de s'écarter un peu ; au travers même de cette membrane, le malade peut percevoir la lumière.

Le *traitement* comprend deux indications : 1° séparer les adhérences ; 2° obtenir l'écartement des paupières. Il est généralement facile de remplir la première indication ; pour cela, on pratique d'abord, près de la tempe, une petite ouverture par laquelle on introduit une sonde cannelée, et sur cette sonde, on fait couler le bistouri de dedans en dehors ; mais la guérison est loin de répondre toujours à l'attente du chirurgien ; en effet, il y a une tendance extraordinaire des paupières à se réunir ; c'est là ce qui explique la multiplicité des moyens qui ont été proposés pour empêcher les adhérences de se produire. Ainsi on a cherché à maintenir les paupières écartées en les fixant au moyen de bandelettes agglutinatives ; on a proposé d'interposer entre les bords palpébraux, soit du linge cératé, soit des couches de collodion souvent renouvelées, etc. Sans insister davantage, disons seulement que, dans ces cas, des soins permanents et attentifs viendront considérablement en aide à l'opération chirurgicale.

Le *symblépharon* comprend les adhérences des paupières avec le globe oculaire. Le symblépharon congénital est excessivement rare. Certains auteurs énoncent même qu'on n'en connaît pas d'exemple. M. Desmares dit qu'on l'a observé plusieurs fois sur des fœtus. L'adhérence peut être médiate ou immédiate, c'est-à-dire qu'elle est formée au moyen de productions celluleuses ou membraneuses intermédiaires, ou bien que le tissu même de la paupière est intimement uni avec la surface antérieure du globe oculaire.

On ne peut point remédier au *symblépharon* lorsque l'adhérence a envahi la surface ou les bords de la cornée transparente, attendu qu'il resterait toujours une cicatrice opaque. La guérison est encore très-rare, alors même qu'il ne s'agit que d'adhérences entre la conjonctive scléroticale et palpébrale. De nombreux procédés opératoires ont été imaginés; qu'il nous suffise de citer ceux de Dieffenbach, d'Ammon, de Boyer. Malheureusement, nous pouvons les résumer en disant avec Malgaigne : « Au total, nous ne connaissons pas, jusqu'à présent, un seul cas de succès obtenu par quelque moyen que ce soit. »

Telle est la cécité, par développement anormal des paupières; il est aussi des cas où l'on note l'absence complète des paupières; alors, il est vrai, il n'y a pas, à proprement parler, cécité congénitale; la perte de la vue n'a lieu que consécutivement, par suite du contact permanent du globe oculaire avec l'air extérieur. Ces exemples sont d'ailleurs excessivement rares, et la plupart du temps ils ont été observés sur des fœtus monstrueux. Le seul moyen de remédier à une pareille difformité serait de pratiquer une *blépharoplastie.*

Nous n'avons plus que quelques mots à dire et nous en avons fini avec la cécité par lésion palpébrale; nous ne pouvons, toutefois, quitter ce sujet, sans parler du *ptosis congénital.* Cette affection n'amène pas toujours la cécité; elle a été notée seulement quelquefois, et cela est d'autant plus intéressant que nos moyens de traitement sont assez peu actifs.

Le *ptosis* ou *blépharoptose* est le nom que l'on a donné à la chute de la paupière supérieure;

c'est un vice de conformation qui est caractérisé par l'impossibilité de relever assez cet organe pour que la cornée soit mise complétement à découvert.

La *cause* principale que l'on puisse invoquer pour expliquer la *blépharoptose*, c'est l'insuffisance d'action du releveur palpébral. Tantôt cette insuffisance est due à une faiblesse congénitale du muscle, qui est resté grêle ou qui s'est atrophié; tantôt le muscle est développé, mais il est atteint d'une paralysie congénitale due à l'atrophie ou à l'arrêt de développement du nerf incitateur.

La *blépharoptose congénitale* est le plus souvent incurable; nous ne pouvons pas reconstituer un nerf ou un muscle originairement débilités ou non formés. Certainement il n'y a aucun inconvénient à tenter l'emploi des stimulants ou de l'électricité. Heureusement pour le malade, la blépharoptose congénitale est assez souvent incomplète, et il n'y a pas, à proprement parler, *cécité*. L'élévateur palpébral conserve assez de force pour élever la paupière au-dessus de la pupille. La vision est alors possible ; si elle était impossible, on pourrait avoir recours à un traitement palliatif consistant à interposer entre les mors d'une pince spéciale, composée sur le modèle des serres-fines, un pli vertical de la paupière supérieure, assez large pour que les bords palpébraux restent écartés. On pourrait encore, et c'est peut-être l'opération qui présente ici le plus d'avantages, faire l'excision d'un fragment cutané, et tenter la réunion par première intention.

§ II. — DE LA CÉCITÉ CONGÉNITALE PAR LÉSION OCULAIRE.

La cécité congénitale par lésion oculaire est, de beaucoup, la variété la plus fréquente. Tantôt le vice de conformation porte sur le globe tout entier, tantôt, au contraire, sur une seule ou sur plusieurs de ses parties constituantes. De là diverses variétés qu'il nous faut successivement étudier.

I. *Cécité par lésion du globe oculaire tout entier.*

Quelquefois, il y a absence congénitale des deux yeux : c'est ce qu'on appelle *anopsie* ou *anophthalmos*. Ce vice de conformation s'est trouvé assez souvent associé à d'autres déviations organiques (bec-de-lièvre, absence des extrémités, etc.); parfois les yeux manquent, mais il existe un seul orbite ou même des orbites de configuration et d'ampleur normales; d'autres fois, les orbites sont atrophiés, ou sont remplacés par du tissu cellulaire. Il y a lieu de croire que l'anopsie est presque constamment le résultat d'une maladie qui a frappé les yeux à une époque inconnue de la vie intra-utérine.

« Il est digne de remarque, dit Deval, que les paupières, le système lacrymal, les annexes de l'œil, en un mot, et même le nerf optique, l'artère ophthalmique, etc., peuvent exister plus ou moins intégralement dans de telles circonstances. On a vu des cas dans lesquels le globe était remplacé par une petite masse informe à laquelle venaient s'insérer les muscles oculaires. Chez une petite fille âgée de neuf ans, le docteur William (*Annales d'oculistique*, t. XXI, p. 91) a constaté, dans chaque orbite, une conjonctive d'apparence normale et qui, après avoir tapissé la face interne des voiles palpébraux, se réfléchissait sur un petit cône résistant caché au fond de la cavité osseuse. Il était très-probablement constitué, d'après cet observateur, par les débris rudimentaires de la sclérotique. »

Par suite d'un arrêt survenu dans son évolution, le globe oculaire peut être plus petit que dans les conditions normales; c'est ce qui a été appelé *microphthalmie congénitale*. Cette anomalie est généralement accompagnée d'autres vices de conformation des parties constituantes de l'organe; ainsi, la plupart du temps, il y a absence de l'iris; d'autres fois il y a des opacités de la cornée ou même du cristallin. La cause de la microphthalmie, comme celle d'une foule de maladies congénitales, est cachée parmi les mystères de la vie fœtale, et les théories exposées jusqu'à présent pour en expliquer la production, sont toutes hypothétiques. Cette affection donne lieu généralement à la cécité; cependant quelquefois on a noté une notable amélioration et l'on a vu apparaître la vision par suite des progrès de l'âge et de l'accroissement du corps. D'ailleurs, dans les cas de complication, une opération de cataracte, de pupille artificielle pratiquée sur un œil microphthalmique est susceptible d'en seconder le développement par suite de l'exercice auquel l'organe acquiert dès lors la faculté de se livrer.

II. *Cécité par lésion de la sclérotique et de la cornée.*

Rarement la perte de la vision est due à une lésion congénitale de la sclérotique ou de la cornée. Cependant, à la naissance, la cornée présente quelquefois une opacité plus ou moins prononcée, opacité qui peut être complète et empêcher la vision ; cette opacité est généralement attribuée à un arrêt de développement. Voici sur quoi l'on se fonde pour expliquer cette théorie : à une certaine période de la vie intra-utérine, la cornée ne se distingue pas de la sclérotique ; si cet état persiste jusqu'au moment de la naissance, la cornée est entièrement opaque ; si l'arrêt de développement a lieu plus tard, l'opacité est partielle. Ce sont là des anomalies congénitales qui, heureusement, sont exceptionnelles ; car, contre elles, la thérapeutique médicale ou chirurgicale est impuissante.

Comme pouvant produire la cécité, nous devons maintenant citer le *staphylôme* de la cornée ; nous passerons sous silence celui de la sclérotique, qui ne produit jamais la perte de la vision, à moins qu'il ne s'accompagne en même temps de lésions de la cornée ou du fond de l'œil. Le *staphylôme cornéen* est une proéminence anormale, avec opacité d'une partie ou de la totalité de la cornée. Cette affection peut être congénitale ; elle occupe assez souvent les deux yeux. Lawrence parle de quatre enfants de la même famille, affectés de staphylôme congénital de la cornée. Ce fait paraît être le seul qui plaide en faveur de l'hérédité.

Quelle est la pathogénie du staphylôme ? Voici la théorie la plus plausible, celle d'ailleurs généralement adoptée par les auteurs : « L'œil est parfaitement plein ; les parties qu'il renferme se contiennent mutuellement et elles sont toutes maintenues par l'enveloppe dure (cornée et sclérotique), qui forme une espèce de coque ; c'est cette coque qui résiste à l'action des muscles auxquels elle donne attache. Si cette coque est affaiblie sur un point, que ce soit par inflammation, par usure ou tout autrement, elle cède, et un ou plusieurs éléments de l'œil sortent, font saillie, soit qu'ils se déplacent et fassent réellement hernie, soit qu'ils se développent et se produisent à l'extérieur par une espèce d'exubérance. »

Il est impossible de méconnaître un staphylôme de la cornée ; le diagnostic n'offre donc aucune difficulté ; malheureusement, il n'est pas aussi facile de le guérir, car, jusqu'à ce jour, il a été impossible de trouver un moyen de faire disparaître cette difformité en conservant la vue. Lorsque le staphylôme est volumineux, il y a tout avantage à l'extirper complétement. Il faut alors exciser en totalité la masse morbide soit avec des ciseaux courbes, soit avec un couteau à cataracte. On attend ensuite la formation d'une cicatrice résistante succédant à l'atrophie de la portion restante de l'œil. Plus tard alors on pourra facilement adapter un œil artificiel.

III. *Cécité par lésion de la chambre antérieure.*

Derrière la sclérotique et la cornée, en avant

de l'iris se trouve la chambre antérieure de l'œil,
tapissée par la membrane de Descemet, qui se-
crète l'humeur contenue dans cette chambre antérieure. Il peut y avoir accumulation morbide
de ce fluide aqueux, et l'on aura l'*hydrophthalmie* antérieure. Dans ce cas, le diamètre trans-
versal de la cornée est augmenté; la proéminence de cette membrane est peu considérable,
phénomène que l'on ne rencontre pas dans l'hydrophthalmie acquise, succédant à une kératite.
La cornée est communément opaque, nuageuse,
et cette opacité paraît être le résultat d'un arrêt
de développement. En effet, pendant la vie fœtale, la cornée n'est pas transparente; elle ne le
devient que vers l'époque de la naissance. La
cécité accompagne ordinairement cette affection,
quand elle est congénitale; cependant, elle n'est
pas toujours incurable par elle-même. On a vu la
cornée s'éclaircir graduellement à mesure que
l'enfant grandit et la vue s'améliorer, quoique la
myopie persistât. Dans le cas où cette amélioration naturelle ne paraîtrait pas se faire, il fau-
drait avoir recours à un traitement actif. Le
traitement qui convient consiste dans l'évacua-
tion répétée de l'humeur aqueuse; on aidera
le traitement local par une médication générale qui devra être tonique, pour la plupart du
temps.

IV. *Cécité par lésion de l'iris et de la pupille.*

Entre la chambre antérieure dont nous venons
d'étudier l'hydropisie et la chambre postérieure
dont nous aurons bientôt à dire quelques mots,

se trouve un écran percé d'une ouverture centrale. L'écran, c'est l'iris; l'ouverture, c'est la pupille. Cette ouverture vient-elle à être obstruée,
soit par une membrane artificielle, soit par la
membrane pupillaire qui a persisté après la naissance, alors il y aura perte ou au moins gêne
considérable de la vision.

Quelques auteurs, Deval entre autres, ne pen-
sent pas que la persistance d'un tissu aussi déli-
cat que celui de la membrane pupillaire puisse
donner lieu à la cécité; cette opinion n'est pas
partagée par la plupart des pathologistes. On
comprend d'ailleurs que ces faits se présentent
rarement; ils sont toujours le résultat d'un arrêt
de développement. Si on interroge, en effet, l'em-
bryologie, on apprend que la membrane pupillaire est si exiguë, dans les premiers mois de la
vie fœtale, qu'on peut la distinguer à peine; ap-
parente vers le troisième mois, elle acquiert ses
plus grandes dimensions au sixième mois. Elle se
déchire habituellement vers le septième mois.
Comment se fait cette déchirure? Pour Meckel,
pour Wrisberg, la division s'opère par macéra-
tion ou par absorption nutritive; selon M. J. Clo-
quet, la rupture a lieu par la rétraction des anses
vasculaires qui se retirent. Le petit cercle arté-
riel de l'iris n'existe pas chez le fœtus avant cette
rupture; il se forme par ces anses qui se rétrac-
tent sans se déchirer. Le plus souvent, cette affection ne réclame point l'emploi des ressources
de la chirurgie; il suffit, pour rompre la membrane, de faire, à la surface de l'œil, des instilla-
tions journalières de sulfate d'atropine. Toutefois,

si ce moyen échoue, on doit alors pratiquer l'opération de la pupille artificielle.

V. *Cécité par lésion de la chambre postérieure.*

La seule lésion de la chambre postérieure qui doive nous occuper est l'accumulation morbide du fluide aqueux qu'elle renferme ; cette hydropisie coïncide d'ailleurs toujours avec celle de la chambre antérieure ; comme celle ci, elle ne produit pas par elle-même la perte de la vision ; la cause de la cécité, c'est l'opacité de la cornée. Mais à mesure que l'enfant grandit, la vue s'améliore, et la guérison a généralement lieu par les efforts seuls de la nature. S'il n'en était pas ainsi, le chirurgien devrait avoir recours au moyen de traitement que nous avons indiqué pour l'hydropisie de la chambre antérieure.

VI. *Cécité par lésion du cristallin.*

Des milieux réfringents de l'œil, le cristallin est l'un des plus remarquables par le rôle capital qu'il joue dans l'acte de l'accommodation, par la fréquence et la gravité de ses lésions ; cependant toutes les affections de cet organe ne doivent pas nous occuper ; la plupart empêchent la régularité de la vision, mais les opacités seules, désignées sous le nom de *cataractes*, produisent la cécité complète.

La *cataracte congénitale* a été, jusqu'ici, assez peu étudiée en France ; sur ce point, il faut l'avouer, la science a surtout été faite en Angleterre et en Allemagne. Non décrite à part jusqu'au xviiie siècle, cette maladie est consignée pour la

première fois dans une observation de Janin, en
1764 ; en 1827, Lusardi publie à Paris un mémoire
sur ce sujet ; viennent ensuite les travaux des
Anglais, de Critchett surtout, puis des Alle-
mands, et en particulier ceux de von Graefe. En
France, la cataracte congénitale est vulgarisée
et étudiée par M. Giraldès dans des leçons cliniques publiées par le *Mouvement médical*, en
1865-66-67 (1), et par un de ses élèves, le docteur
Rück, qui en fait le sujet de sa dissertation inau-
gurale (1867).

La *cataracte congénitale*, sans être très-rare,
n'est cependant pas fréquente. Lusardi, sur 5,034
cataractes, en a rencontré 158 congénitales.
M. Desmarres en note 8 sur 952. Nous allons en
étudier successivement les causes, les variétés,
les symptômes et le traitement.

CAUSES. — Ici, comme dans la plupart des maladies congénitales, l'étude des causes est entou-
rée des plus grandes difficultés ; on n'a pas man-
qué, comme presque toujours, de soutenir la
thèse de l'arrêt de développement. Comme cette
théorie nous paraît erronée, nous allons tout
d'abord la combattre avant d'étudier les causes
qui nous parraissent plus probables.

La cataracte congénitale est-elle due à un arrêt de développement, elle doit nécessairement
représenter une des périodes de l'évolution de
l'œil. Or, il n'en est rien : que la cataracte soit
liquide, molle, siliqueuse ou ponctuée, aucun de
ces états ne correspond à une phase embryon-

(1) Voir aussi *Leçons cliniques sur les maladies chirur-
gicales des enfants*, recueillies par Bourneville, Bourgeois
et Bouteillier.

naire. En effet, dans le développement du cristallin, on voit d'abord apparaître la capsule, « qui
« est vraisemblablement le résultat de la con-
« densation d'une substance homogène sécrétée
« par les cellules embryonnaires. La majeure
« partie de celles-ci se transforment alors en
« fibres cristalliniennes qui écartent de plus les
« deux feuillets de la capsule et en remplissent
« la cavité. » (Art. CRISTALLIN, du *Dictionnaire
de médecine et de chirurgie pratiques*, tom. X,
p. 266.) Jamais on ne trouve le cristallin opaque
chez l'embryon humain.

Pendant la période embryonnaire, la capsule
du cristallin est enveloppée de tous côtés par un
réseau vasculaire appelé membrane capsulo-
pupillaire. Une branche de l'artère centrale de
la rétine traverse, sous le nom d'artère capsulaire ou hyaloïdienne, le corps vitré et vient
aboutir à la membrane capsulaire, au niveau du
pôle postérieur du cristallin ; dans les deux derniers mois de la vie intra-utérine, ce système
vasculaire transitoire disparaît en totalité. Si cependant ces vaisseaux s'étaient peu ou point dé-
veloppés, on comprend que la capsule lenticu-
laire, faiblement alimentée, puisse s'atrophier et
causer la maladie qui nous occupe.

L'inflammation intra-utérine, évidente dans
certains cas, ne peut toujours être invoquée ; il
faut cependant lui donner une place assez im-
portante dans l'étiologie de la cataracte congénitale. L'influence de l'*hérédité*, adoptée et rejetée tour à tour, paraît cependant bien prouvée.
Qu'il nous suffise de citer deux faits à l'appui de
cette manière de voir ; le premier (*Ann. d'ocu-*

listique, t. XIX) : « Dans une famille dont le grand-père est devenu aveugle, neuf enfants sont nés aveugles; cinq sont bruns et amaurotiques; quatre sont blonds et ont une cataracte double lactescente. »

Dans la *Gazette des hôpitaux* (1855), nous trouvons également une observation de M. Sichel, où il est dit qu'une jeune fille affectée de cataracte congénitale avait dans sa famille, outre sont père, un oncle et un cousin oui étaient cataractés de naissance.

Telles sont les principales causes : il en est d'autres plus éloignées, plus ou moins douteuses et que nous voulons seulement signaler : c'est l'influence des climats, du sexe, de la con sanguinité, de certaines maladies, telles que la scrofule et la syphilis.

VARIÉTÈS. — La cataracte congénitale peut être *molle, liquide, dure*. La variété, de beaucoup la plus fréquente, est la cataracte demi-molle, demi-liquide, décrite le plus souvent sous le nom de *cataracte laiteuse*. Si on examine alors l'œil à l'éclairage direct ou à l'éclairage latéral, on voit que le champ pupillaire est occupé par une opacité d'un blanc laiteux, ressemblant beaucoup à l'amidon cuit; la teinte est uniforme; la couleur n'est pas plus foncée au centre qu'à la circonférence. Cette cataracte est généralement moins volumineuse que la cataracte molle ordinaire des adultes, parce qu'elle n'atteint pas les couches les plus superficielles qui restent transparentes.

Telle est la variété la plus fréquente, mais, dit Liebreich, toutes les transitions possibles peuvent exister entre une légère diminution de la consistance du cristallin et une liquéfaction complète; tantôt, la forme des fibres cristalliniennes devenues opaques est encore à peu près conservée, et on reconnaît certaines figures qui suivent la direction des fibres, divisant toute la surface de la cataracte en plusieurs grands triangles dont la base est tournée vers la périphérie et la pointe vers le centre pupillaire; tantôt, la destruction des fibres fait de plus en plus disparaître ces figures; quelquefois enfin, une liquéfaction complète transforme le cristallin en une masse homogène, d'un aspect uniforme.

La *cataracte congénitale*, molle au début, peut, en vieillissant, changer de caractère; chez certains sujets, le cristallin devient dur. Il est cependant plus commun de voir le cristallin amoindri par l'atrophie en même temps que les deux lames de la capsule deviennent opaques; plus tard, enfin, le cristallin a disparu en entier; les deux lames de la capsule se confondent en une seule, et l'œil, privé d'action, n'acquiert pas son volume accoutumé.

Quelquefois, on n'observe qu'un ramollissement partiel du cristallin : c'est la *cataracte partielle* et *stationnaire*, décrite encore sous les noms de *cataracte zonulaire*, *cataracte ponctuée*, etc. Dans la cataracte zonulaire, l'opacité partielle du cristallin forme une zone régulière; vue de face, elle paraît circulaire et centrale. Il est rare qu'une seconde couche entièrement trouble entoure la première, séparée d'elle par une partie transparente. Dans la cataracte ponctuée, des points excessivement petits sont disséminés dans le cristallin. Nous ne nous appesantirons pas davantage sur ces dernières variétés qui, par elles-mêmes, ne produisent pas la perte complète de la vision.

Symptômes et diagnostic. — Ce que nous venons de dire nous permettra d'être bref sur le diagnostic des *cataractes congénitales.* On reconnaîtra, en effet, cette affection, surtout par l'examen direct. Pour cela, on dilatera d'abord la pupille avec quelques gouttes d'un collyre au sulfate d'atropine; ensuite, on pratiquera l'exploration de l'œil à l'aide de moyens spéciaux, l'éclairage direct et l'éclairage oblique. Le premier se fait avec le miroir de l'ophthalmoscope, qui projette la lumière sur toutes les parties de l'œil; le second se fait avec une loupe, au moyen de laquelle on concentre sur le point observé la lumière d'une lampe placée à côté et un peu en avant de l'œil.

Complications. — Jusqu'ici nous n'avons examiné que les lésions de l'appareil cristallinien et les troubles qui en sont la conséquence. Généralement, chez les cataractés de naissance on trouve d'autres altérations qui donnent à la maladie un caractère spécial. « C'est ainsi, dit le docteur Rück, que le strabisme est fréquent et que le nystagmus est plus fréquent encore. Non pas le nystagmus véritable, constitué par un mouvement oscillatoire ou rotatoire, extrêmement rapide du globe oculaire et qui paraît lié à une affection nerveuse, mais une agitation constante, une ataxie des mouvements, une sorte de chorée des muscles de l'œil, qui paraît devoir être attribuée à la recherche instinctive d'impressions lumineuses. Bien d'autres anomalies peuvent compliquer l'opacité cristallinienne ; ainsi l'absence de l'iris, le coloboma de l'iris, une microphthalmie plus ou moins prononcée, des altérations du corps vitré, de la rétine, de la choroïde. En dehors de l'organe de la vision, on trouve d'autres complications assez fréquentes, l'hydrocéphalie à des degrés très-variables, le bec-de-lièvre, les pieds bots, etc. Enfin, les yeux, le plus souvent enfoncés, les sourcils froncés, les paupières à demi-fermées, les mouvements de tête qu'ils tiennent baissée, tout cela donne à la physionomie des cataractés de naissance un caractère qui permet souvent au médecin de reconnaître aussitôt à quelle maladie il a affaire. »

Traitement. — Il est excessivement rare de voir guérir les cataractes congénitales sans opération ; néanmoins, on a pu observer la disparition du cristallin opaque ; d'autres fois la cataracte s'enfonce spontanément dans le corps vitré ramolli ; malheureusement, la vue y gagne généralement peu, car presque toujours il y a des complications soit du côté de la choroïde, soit du côté de la rétine. Par exception, les cataractes congéniales peuvent se résorber, et cela arrive peut-être quelquefois par suite d'une rupture spontanée de la capsule.

En ajoutant à ces cas de guérison spontanée tous ceux que l'on a attribués, à tort ou à raison, à l'emploi des mercuriaux, de l'iodure de potassium, du phosphore, on trouve encore le chiffre des cas où on peut se dispenser d'un traitement chirurgical tellement minime, que l'on peut poser en principe le rejet des différents remèdes proposés contre cette affection. Disons donc : *la guérison n'est possible que par une opération.*

D'une manière générale, il y a trois méthodes fondamentales pour opérer la cataracte :

1° Le déplacement ;

2° La discission et le broiement ;

3° L'extraction.

Le *déplacement* a pour but d'éloigner la cataracte du champ pupillaire sans la retirer de l'œil ; il est d'une application facile ; à l'aide d'une aiguille, on abaisse le cristallin opaque, et souvent la vision reparaît comme par enchantement. Malgré cet avantantage immédiat, cette méthode doit être rejetée : 1° parce que son résultat peut être annulé immédiatement ou au bout de quelques jours, si la cataracte remonte ; 2° parce qu'elle expose à des complications nombreuses, *irido-choroïde*, *décollement de la rétine, affection sympathique de l'autre œil,* etc.

La *discission* et le *broiement* tendent au même résultat ; ils forment une même méthode, qui consiste à faire une ouverture dans la capsule du cristallin ; alors la *discission* met ce dernier en contact direct avec l'humeur aqueuse qui le gonfle, le dissout et en amène la résorption ; le *broiement* attaque plus énergiquement en divisant la cataracte même. Ces deux opérations se font, soit à travers la cornée (kératonyxis), soit à travers la sclérotique (scloroticonyxis). L'une comme l'autre se font à l'aide d'une aiguille fine, à deux tranchants, dite de Bowman, que l'on enfonce perpendiculairement de manière que la pointe pénètre dans la capsule du cristallin. Cette méthode ne doit pas être rejetée ; elle donne de nombreux succès chez les enfants qui ont des *cataractes laiteuses*.

L'*extraction* est, sans contredit, la méthode la plus généralement employée et la plus soigneusement étudiée ; de là, une foule de procédés et de modifications à la méthode fondamentale. Nous n'étudierons que ceux qui nous paraissent devoir être maintenus, c'est-à-dire l'*extraction à lambeau* et l'*extraction linéaire*.

L'*extraction à lambeau* a pour but de faire sortir la cataracte par une plaie de la cornée. Cette plaie peut être placée en haut (kératotomie supérieure), ou en bas (kératotomie inférieure) ou sur les côtés (kératotomie oblique). Ces divers procédés sont bons ; c'est même la kératotomie inférieure qui, de nos jours, est le plus fréquemment usitée. L'*extraction* linéaire, cependant, donne de bons résultats, surtout depuis qu'elle a été modifiée par A. de Graëfe. Cette méthode consiste à inciser la cornée dans un point situé dans le diamètre horizontal, en face du bord externe de la pupille dilatée. En appuyant légèment le kystitome sur le bord externe de la plaie, on l'introduit dans la chambre antérieure ; arrivé à la capsule, on fait une incision dans cette membrane et on retire l'instrument. En appuyant alors une curette sur le bord de la plaie, on fait sortir la cataracte par l'ouverture béante. C'est cette méthode que l'on devra employer lorsque l'on aura affaire à des cataractes dures ou demi-dures.

Tels sont, en résumé, les méthodes et les procédés opératoires ; il nous reste, avant de quitter ce sujet, à poser une dernière question : *Doit-on opérer les deux yeux dans la même séance?* M. Desmarres se montre très-partisan de cette manière de faire; il la trouve même nécessaire pour rendre aux deux yeux à la fois la même force visuelle, et pour éviter le strabisme ou la perte d'un œil pour la vision. Cette pratique doit être généralement suivie, d'autant plus que cette opération paraît tout à fait bénigne dans le très-jeune âge. M. Desmarres dit n'avoir jamais vu d'accident sur les enfants de quelques semaines, même de deux à trois mois.

VII. — *Cécité par lésion du corps vitré.*

L'usage du corps vitré, qui remplit les trois quarts postérieurs de l'œil, est d'aider à la convergence, vers un même foyer, des rayons lumineux ; il est donc facile de comprendre que ses altérations pourront gêner plus ou moins la vision, mais causeront rarement la cécité ; ces altérations sont d'ailleurs assez rares : elles comprennent soit la raréfaction ou même l'absence de l'humeur vitrée, soit, au contraire, son hypersécrétion, ce qui constitue l'*hydrophthalmie postérieure.* Le traitement de cette dernière affection, qui s'accompagne souvent d'hydrophthalmie de la chambre antérieure, consiste dans la ponction, à travers la sclérotique et la choroïde, dans les points où ces membranes sont le plus distendues. Il est souvent nécessaire de recommencer plusieurs fois cette opération, et l'on n'obtient pas encore toujours de bons résultats, car il est presque exceptionnel de ne pas rencontrer en même temps, dans la choroïde ou la rétine, d'autres altérations dont nous allons maintenant nous occuper.

VIII. — *Cécité par lésion de la choroïde et de la rétine.*

Les lésions congénitales de la choroïde sont assez rares, et nous ne sachons pas que, par elles-mêmes, elles aient jamais donné lieu à la perte complète de la vision ; la choroïdite atrophique seule pourrait produire la cécité, mais a-t-elle été rencontrée à l'époque de la naissance ? Les auteurs ne nous disent rien à cet égard ; seulement, nous savons que les lésions de la choroïde coïncident souvent avec d'autres lésions de la rétine, et c'est dans cette membrane qu'il faut rechercher, dans un certain nombre de cas, la cause de la cécité congénitale.

La rétine peut manquer complétement dans certains yeux anormaux ; quelquefois elle est dépourvue de vaisseaux ; ainsi, chez un enfant atteint de strabisme convergent et complétement amaurotique depuis sa naissance, M. de Graëfe ne put y découvrir aucune trace des vaisseaux rétiniens. La papille, les nerfs optiques présentent aussi, très-souvent, des anomalies dont nous aurons à nous occuper un peu plus tard.

Dans la rétine, on rencontre assez fréquemment, à la naissance, une affection caractérisée par la présence, dans cette membrane, de taches noirâtres, irrégulières, formées par des dépôts de pigment. Cette maladie a reçu différents noms ; on l'a nommée *rétinite tigrée, pigmenteuse* (Donders), *mélanose de la rétine* (Langenbeck) ; maintenant elle est généralement décrite sous le nom de *rétinite pigmentaire*.

Signalée pour la première fois, en 1836, par Langenbeck, cette affection est surtout connue depuis les observations complètes de Donders (1853), de de Graëfe (1857), de Mooren (1858), de Liebreich (1861). Dans son traité des maladies des yeux, Wecker en donne une bonne description, et les thèses récentes des docteurs Mouchod et Bousseau (1868) résument bien, sur ce point, l'état actuel de la science. Enfin, dans une communication récente à l'Académie de médecine, M. Galezowski a appelé l'attention sur la cause de cette affection, qu'il rapporte exclusivement à une affection syphilitique héréditaire.

La *rétinite pigmentaire congénitale* constitue une affection bien distincte : c'est une entité morbide qu'il ne faut pas hésiter à séparer complétement de la rétinite acquise. Cette dernière est bien de nature inflammatoire ; elle succède le plus généralement à une choroïdite ou à une rétinite aiguë, franche ; il n'en est rien pour la première, qu'il faut considérer comme une difformité, comme une anomalie constitutionnelle et jamais comme résultant d'une action phlegmasique quelconque.

L'*étiologie* de la rétinite pigmentaire est encore assez obscure ; cependant, un certain nombre d'auteurs ont contribué à éclairer cette question difficile, et, parmi eux, citons surtout MM. de Graëfe, Liebreich et Galezowski. De Graëfe attache une certaine importance à l'hérédité, Liebreich aux mariages entre consanguins ; tous deux, en effet, ont été frappés (et des observa-

tions nombreuses sont venues confirmer ce fait)
de la coïncidence de la rétinite pigmentaire avec
un certain nombre d'affections congénitales,
comme la surdi-mutité, l'idiotie, le strabisme,
les pieds-bots, les becs-de-lièvre. Pour Liebreich
« la consanguinité des parents constituerait, jusqu'à présent, le seul élément étiologique nettement déterminé de la rétinite pigmentaire ; elle
interviendrait dans la moitié des cas. » Cette
proportion est forte et n'a pas été rencontrée par
les autres observateurs. Et d'ailleurs, cette influence de la consanguinité doit-elle être admise
ainsi sans conteste? La preuve mathématique,
certaine, de ce fait nous a-t-elle été donnée? —
Nous ne le pensons pas, car nous sommes de
ceux qui croient que la consanguinité des parents
ne suffit pas, seule, pour déterminer une infir-
mité ou une altération congénitale quelconque
chez les enfants. M. Galezowski, au contraire,
considère la pigmentation rétinienne congénitale comme étant toujours produite par une affection syphilitique héréditaire, et, par suite,
comme devant être combattue par le traitement
mixte antisyphilitique. L'étiologie de la rétinite
pigmentaire est-elle aussi simple? La cause de
cette maladie est-elle unique? Nous n'osons con-
tredire l'assertion de M. Galezowski ; cependant,
nous avouons avoir recherché cette cause, avec
beaucoup de soin, à la Salpêtrière, dans trois cas,
et dans aucun nous n'avons trouvé, chez les parents, de traces de syphilis antérieure.

Le pigment occupe le tissu conjonctif de la rétine ; il produit des granulations qui se réunissent
en amas et donnent lieu à des traînées, spéciale-

ment le long des vaisseaux sanguins ; ces traînées se relient entre elles et limitent des espaces plus ou moins réguliers, lesquels laissent voir la rétine, avec sa conformation normale. C'est cette disposition qui a valu à cette rétinite le nom de *rétinite tigrée* ; on y voit, en effet, des groupes que l'on ne peut mieux comparer qu'à des corpuscules osseux vus à un fort grossissement, et Wecker croit pouvoir expliquer leur forme par la rétraction du tissu conjonctif qu'irrite la présence du pigment. M. Bousseau fait observer avec raison qu'il est bien plus simple d'expliquer cette disposition réticulée par la configuration normale du tissu cellulaire qui forme, comme on sait, un réseau à mailles irrégulières.

Comment expliquer la présence du pigment dans la rétine ? Une foule d'hypothèses ont été admises, mais elles ont surtout pour but d'expliquer la pigmentation dans la rétinite acquise ; pour la rétinite congénitale, nous devons admettre la pigmentation comme formant une anomalie congénitale ; et les faits viennent d'ailleurs à l'appui de cette manière de voir.

Dans la *rétinite pigmentaire congénitale*, la perte de la vision n'est pas toujours complète à la naissance ; assez souvent, la vue n'est qu'affaiblie et la cécité n'arrive que plus tard, après que le malade a présenté, comme symptômes principaux, le rétrécissement concentrique graduel du champ visuel et une anomalie de la vision consistant en *héméralopie* (vision pendant le jour), et quelquefois en *nyctalopie* (vision pendant la nuit).

Ces symptômes ne doivent pas nous arrêter ;

ils nous feraient sortir de notre sujet; d'ailleurs, ils ne sont pas caractéristiques ; il faut toujours avoir recours à l'examen direct, et c'est alors que l'ophthalmoscope révèle la cause de la perte de la vision. On trouve, en effet, des taches noires, disséminées à la surface de la rétine, constituant des amas qui envoient des prolongements plus ou moins longs et tenus, et circonscrivent des espaces rétiniens plus ou moins réguliers. Les vaisseaux pâles, minces, se détachent à peine sur le fond orange que présente le fond de l'œil. Tels sont les symptômes qui permettront d'arriver à un *diagnostic* précis de la maladie.

La cécité n'est pas toujours congénitale, avons-nous dit ; ordinairement même, les malades conservent encore assez longtemps un reste de vision ; mais leur état ne fait que s'aggraver, et, au bout d'un temps variable, la vue se perd complétement. Le *pronostic* est donc d'une gravité exceptionnelle ; aucun *traitement*, jusqu'à ce jour, ne paraît avoir eu d'influence sur cette altération. En tout cas, on pourrait essayer le traitement mixte antisyphilitique , indiqué par M. Galezowski ; doit-il être toujours employé, comme le veut l'auteur? Nous ne pouvons encore le dire ; il faut, pour cela, des observations complètes qui permettent d'en juger la valeur clinique et thérapeutique.

DE LA CÉCITÉ CONGÉNITALE PAR LÉSION DU NERF OPTIQUE ET DE L'ENCÉPHALE.

L'étude de la cécité offre un champ plus vaste qu'on ne le penserait de prime abord; non-seulement cette affection peut être le résultat de lé-

sions des paupières et du globe de l'œil, mais elle
est encore souvent produite par des altérations
diverses du système nerveux. Au fond de l'œil, en
effet, à la rétine, il convient d'ajouter les branches
du système nerveux ; aux branches en particulier, il faut joindre les centres, ainsi le cerveau,
le cervelet. Il est certain que les affections qui
occupent ces diverses parties du système nerveux se rencontrent beaucoup plus souvent chez
l'adulte, où elles constituent une classe bien distincte dans l'étiologie de l'amaurose ; cependant,
chez le fœtus, chez le nouveau-né, elles ne sont
pas excessivement rares et elles offrent encore
un cadre assez étendu à l'étude de la cécité congénitale.

Quelles sont les affections congénitales du système nerveux pouvant produire la perte de la
vision ? Nous les rangerons sous deux chefs principaux : 1° Affections du nerf optique ; 2° affections de l'encéphale.

§ 1. — *Cécité par lésion du nerf optique.*

Le nerf optique est le nerf exclusif de la vision, et nul ne peut le suppléer dans sa fonction
spéciale ; les expériences, la pathologie et l'anatomie comparée démontrent surabondamment
cette proposition. Si donc, par une cause quelconque, cet organe subit un arrêt de développement, s'il manque même complétement, ou s'il
subit quelque lésion pendant la vie intra-utérine,
il est tout naturel de penser qu'il en résultera
des troubles particuliers qui se traduiront surtout par la perte complète de la vision.

Les nerfs optiques peuvent manquer complètement; le chiasma peut ne pas exister; de ces cas, les observations sont assez nombreuses. Ces faits coïncident le plus souvent avec d'autres anomalies congénitales, avec l'atrophie cérébrale, avec les pieds-bots, le bec-de-lièvre, etc. L'origine de ces défauts de dévoloppement est complétement inconnue dans son essence; nous en dirons autant de l'arrêt de développement qui se rencontre aussi dans quelques circonstances assez rares; creux, en effet, dans les premiers mois de la vie intra-utérine, d'après les recherches de Huschke, et ne se remplissant que plus tard de pulpe nerveuse, les nerfs optiques ne sauraient demeurer étrangers aux révolutions cérébrales.

La cécité peut encore être produite par deux autres causes : par la compression ou par l'altération de structure du nerf optique.

La compression, lorsqu'elle existe, est causée par la présence de tumeurs de l'orbite, telles qu'une exostose ou un cancer, ou encore par un épanchement sanguin, tel que Redemans (*Annales d'oculistique*, tome XVII) en a vu survenir après une application de forceps; le nerf lui-même ou ses enveloppes peuvent être atteints de dégénérescences diverses se manifestant tout d'abord par des symptômes variables, particuliers, mais se terminant le plus souvent par l'exophthalmie et la perte de la vision. Contre de telles lésions, la thérapeutique médicale ou chirurgicale est obligée de reconnaître son impuissance; la vue est à jamais perdue; les épanchements sanguins forment peut-être la seule exception à cette règle générale; alors, en effet, la guérison peut se faire à l'aide des résolutifs et des efforts plus ou moins lents de la nature. Si le foyer s'enflammait, et qu'il se formât un abcès sanguin, on donnerait issue au liquide par une incision pratiquée sur le point le plus saillant de la tumeur.

L'altération de structure du nerf optique résulte, soit de l'inflammation, soit de l'atrophie, soit encore d'une tumeur ayant envahi ses éléments. L'inflammation n'existe jamais seule; elle est consécutive à une encéphalite; nous en dirions presque, autant de l'atrophie, qui succède le plus souvent à diverses altérations congénitales de l'encéphale, et qui, pour être consécutive, n'en est pas moins la cause prochaine de la cécité.

§ II. — *Cécité par lésion de l'encéphale.*

L'amaurose congénitale, d'origine extra-oculaire, dérive le plus fréquemment d'anomalies du cerveau troublé dans son développement; l'atrophie cérébrale ou cérébelleuse joue là un rôle pathogénique important. Remontant à la vie intra-utérine, elle est suivie d'une mort assez prompte, à moins que la lésion ne soit bornée à un seul hémisphère. Les causes déterminantes de cette maladie sont assez nombreuses; il nous paraît impossible d'admettre l'hypothèse d'un développement imparfait, sans lésion appréciable du tissu; l'atrophie est consécutive à une maladie cérébrale déterminée et l'encéphalite est une cause peut-être plus fréquente qu'on ne le pense généralement. L'hémorrhagie cérébrale ou méningée est beaucoup plus rare; cependant, on a pu en trouver des exemples ; nous citerons seulement un fait consigné dans le *Traité des maladies des enfants* de Bouchut ; là, nous voyons qu'une femme enceinte ayant reçu un coup violent dans la région abdominale, donna, trois mois après, naissance à un enfant mort-né, dans le cerveau duquel l'accoucheur trouva un caillot ancien. Dans ces cas, les symptômes sont loin d'être constants ; assez rarement, la vue est complétement abolie ; le plus souvent l'amaurose est incomplète, et coïncide avec des lésions atrophiques du fond de l'œil.

L'atrophie cérébrale n'est pas la seule cause productrice de la cécité congénitale ; d'autres affections, vitales ou organiques, peuvent y donner lieu, plus rarement, il est vrai. On a cité quelques cas de phlébite des sinus de la dure-mère ayant amené, sinon à la naissance, du moins dans les quelques jours suivants, la perte de la vision. L'explication de ce fait est assez facile ; cette altération a pour effet de gêner la circulation des veines méningées, et alors, comme le dit M. Bouchut, de retenir le sang dans les veines de l'œil et de produire l'exophthalmie et les hémorrhagies de la choroïde et de la rétine.

L'hémorrhagie méningée suit quelquefois de peu de jours l'époque de la naissance, et la perte de la vision peut en être la conséquence ; sans nous appesantir davantage sur ce sujet, rapportons brièvement un fait consigné par M. Bouchut dans son *Traité du diagnostic des affections nerveuses par l'ophthalmoscope :* « Le 23 septembre 1863, dit-il, fut présentée à M. Desmarres une enfant de trois mois qui, quelques jours après la naissance, eut plusieurs heures de convulsions; elle guérit, mais resta *aveugle.* J'examinai ses yeux avec l'ophthalmoscope, et je constatai une atrophie complète de la papille (p. 281). »

Parmi les affections chroniques ou organiques pouvant encore donner lieu à l'amaurose congénitale, nous avons maintenant à citer : 1° l'hydrocéphalie; 2° les tumeurs encéphaliques.

L'hydrocéphalie est une cause fréquente d'amaurose congénitale; quelques enfants, à la naissance, ne présentent parfois que de la photophobie, ou strabisme, du nystagmus, de la mydriase, de l'hydrophthalmie ou de l'exophthalmie; mais d'autres fois, la perte de la vision est bien complète, et si on examine les yeux à l'ophthalmoscope, on constate au fond de l'œil une infiltration séreuse, partielle ou complète, voilant et cachant la papille « comme sous un nuage à travers lequel on distingue à peine les vaisseaux. » Chez quelques enfants, il y a atrophie complète de la papille coïncidant avec une atrophie du nerf optique dans le crâne. Dans ces cas, l'amaurose peut s'expliquer mécaniquement ; les ventricules latéraux étant distendus par du liquide, les surfaces internes des couches optiques sont éloignées l'une de l'autre et comprimées par la sérosité; si l'épanchement est dans le troisième ventricule, la pression se transmet au *tuber* et au chiasma, dont les fonctions sont ainsi altérées.

Il nous reste maintenant, pour en finir avec ce sujet, à dire quelques mots des tumeurs de l'encéphale dont la conséquence est l'amaurose produite généralement par l'atrophie du nerf optique. Cette atrophie n'est pas primitive; elle est causée par des lésions de la circulation (hypérémie ou infiltration séreuse) constatées au début de la maladie Une fois l'atrophie réalisée, la vision est irrévocablement perdue, et l'ophthalmoscope permet seulement de constater les troubles du fond de l'œil ; la papille blanche, nacrée au début, devient plus tard irrégulière, échancrée, et les vaisseaux s'atrophient de plus en plus, disparaissent à peu près complétement à l'examen de l'observateur.

Quel est le siége de la lésion ? Où se trouve la tumeur ? Comment se comporte-t-elle ? Dans des cas de ce genre, il serait vraiment curieux, comme le fait remarquer Follin, de savoir si la lésion porte : 1° sur les conducteurs de l'impression optique (nerfs et bandelettes optiques); 2° sur le centre de l'impression optique (corps genouillés, tubercules quadrijumaux); ou 3° enfin, sur le centre de perception des impressions optiques (hémisphères cérébraux); malheureusement, la science est peu avancée sur ce point, et nous n'avons encore que des notions bien insuffisantes.

Parlerons-nous, pour terminer, du traitement à suivre dans ces diverses circonstances ? Presque toujours impuissant, le médecin devra s'en tenir à des palliatifs, heureux, si, dans certains cas, la nature venant à son aide, lui permet d'apporter quelque soulagement à ces malheureux enfants voués à une mort prématurée ou à une existence misérable.

PARIS. — IMP. V. GOUPY, RUE GARANCIÈRE, 5.

www.ingramcontent.com/pod-product-compliance
Ingram Content Group UK Ltd.
Pitfield, Milton Keynes, MK11 3LW, UK
UKHW021020120726
13693UKWH00005B/2107